QUELQUES MOTS

SUR LES MALADIES

DES

DENTS ET DES GENCIVES

ET SUR L'IMPORTANCE

DES SOINS HYGIÉNIQUES

A DONNER A LA BOUCHE,

PAR LÉON, DENTISTE,

Rue de la Chaussée-d'Antin, N° 8.

PARIS.

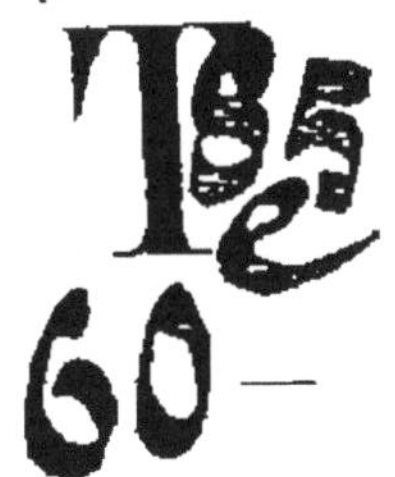

QUELQUES MOTS

SUR LES MALADIES

DES

DENTS ET DES GENCIVES

ET SUR L'IMPORTANCE

DES SOINS HYGIÉNIQUES

A DONNER A LA BOUCHE,

PAR LÉON, DENTISTE,

Rue de la Chaussée-d'Antin, N° 8.

PARIS.

1846

Typographie et Lithographie Félix Malteste et Cie
Rue des Deux-Portes-St-Sauveur, 18.

INTRODUCTION.

AVANTAGES DES DENTIFRICES LÉON.

L'expérience que nous avons acquise par vingt ans de pratique au milieu d'une population dont les membres réclament tous les jours nos soins pour la carie dentaire, nous a convaincu de l'insuffisance de tous les dentifrices et du danger de quelques-uns d'entre eux. Jaloux de porter un remède efficace à la destruction prématurée des dents, et reconnaissant que les nombreuses maladies de la bouche sont dues à un excès d'acide dans les sécrétions gastriques et salivaires, ou à une affection destructive spéciale, nous avons dû rechercher si les moyens préservatifs journellement conseillés étaient en rapport avec les accidens que nous avions à combattre. Nous avons reconnu que la plupart des dentifrices en usage n'avaient pas toujours la propriété de blanchir les dents, de raffermir les gencives et d'entretenir la fraîcheur de la bouche : acide ou alcalin, ils ne peuvent convenir dans tous les cas. Nous avons donc composé une *poudre* et une *eau* dentifrices qui réunissent les avantages que nous avons signalés sans en avoir les inconvéniens. Telles sont l'*eau* et la *poudre* dentifrices du dentiste Léon composées de substances végétales identiques.

Ces dentifrices, connus dans sa clientèle depuis plusieurs années, sous le nom d'*eau* et *poudre Léon*, justifient tous les jours la confiance qui leur est accordée, et les faits sont là pour prouver que l'*eau* et la *poudre* du dentiste Léon préservent les dents et les gencives des nombreuses affections dont elles sont si souvent atteintes. La *poudre* et l'*eau* dentifrices composées par un dentiste instruit, soumises à des chimistes distingués, à des médecins habiles, offrent une garantie que l'on ne peut trouver dans celles inventées par les parfumeurs ou toute autre personne étrangère à l'art de guérir : nettoyer les dents sans les altérer, colorer les gencives en les raffermissant, faire ressortir la blancheur des dents, en arrêter la carie, flatter agréablement le goût et l'odorat, telles sont les qualités distinctives de la *poudre* et de l'*eau* dentifrices dont nous venons d'exposer brièvement les avantages.

IMPORTANCE

DES SOINS DE LA BOUCHE.

Au point de vue de l'importance de ses fonctions, la bouche mérite notre attention au plus haut degré.

Au centre de la figure, la bouche en harmonise les traits et constitue la partie la plus remarquable de la *physionomie*. Siége du *goût*, elle nous procure mille sensations délicieuses et commence ce grand œuvre de la *nutrition* par lequel la vie s'entretient, se perpétue.

C'est la bouche qui est l'instrument de la *parole*, l'attribut le plus sublime de notre organisation, puisqu'il nous distingue le plus de tous les êtres vivans.

Par la parole, en effet, de toute la création l'homme seul peut communiquer à l'homme ses idées avec toutes leurs modifications, et établir avec ses semblables, même à distance, des relations de l'ordre le plus élevé.

Manifestation sensible de la pensée, la parole est une puissance immense, infinie comme l'imagination dont il est impossible de fixer les limites.

Après cette énumération bien incomplète des fonctions si précieuses de la bouche, faut-il encore justifier les soins religieux, en quelque sorte, que les médecins, anciens et modernes, ont cru devoir apporter à l'étude des maladies qui peuvent affecter les diverses parties de cet organe et en particulier les dents qui en forment l'appareil le plus essentiel.

Faut-il s'étonner si la bouche est regardée

comme l'indice de la propreté ou de la négligence, surtout si l'on est disposé à accepter ce sévère mais juste aphorisme de Lawater : *celui qui n'a pas soin de sa bouche trahit, par cette négligence, des sentimens ignobles.*

Chez toutes les nations anciennes et modernes, douées du sentiment du beau, une bouche mal tenue, une haleine fétide, des dents sales et cariées ont toujours été et seront toujours un objet de dégoût et d'éloignement. De tout temps un sourire sur des lèvres purpurines, découvrant des dents blanches, fut le complément de la beauté; et une haleine pure, suave comme l'ambroisie, un charme qui nous tient sous sa puissance.

DE LA POUSSE DES DENTS.

Comme tous les organes qui concourent à la formation du fœtus, l'état primordial des dents se développe à une époque donnée de la vie intra-utérine (environ deux mois de conception).

ÉVOLUTION DES DENTS.

PREMIÈRE DENTITION. (20 *dents.*)

De 4 à 10 mois. — Les 4 incisives centrales, celles du bas d'abord.
De 6 à 12 mois. — Les 4 incisives latérales.
De 10 à 14 mois. — Les 4 canines.
De 12 à 20 mois. — Les 4 premières molaires.
De 18 à 36 mois. — Les 4 dernières molaires.

DEUXIÈME DENTITION. (32 *dents.*)

De 5 à 6 ans. — Les premières grosses molaires.
De 6 à 8 ans. — Les incisives moyennes du bas.
De 7 à 9 ans. — Les incisives latérales.
De 10 à 12 ans. — Les canines ou conoïdes.
De 9 à 11 ans. — Les premières et les deuxièmes petites molaires.
De 12 à 17 ans. — La seconde grosse molaire.
De 20 à 24 ans. — La dernière molaire ou dent de sagesse.

INFLUENCE DES DENTS.

Des dents blanches et régulières constituent le plus bel ornement du visage et flattent si délicieusement nos yeux que sous l'influence de ce prestige on ne connaît point la disgrace d'une bouche disproportionnée, car plus petite on pourrait craindre qu'elle ne dérobât le séduisant aspect de trente-deux perles éblouissantes.

Cette parure naturelle est le plus bel ornement des deux sexes; chez l'homme, de belles dents adoucissent la mâle expression de ses traits. N'est-ce pas à la beauté proverbiale de leur denture que nos petits ramoneurs doivent le charme de ces figures qui ont si gracieusement inspiré nos artistes.

Mais c'est surtout aux femmes que cette parure est précieuse ; aux femmes, dont la destinée tout entière est de plaire et de charmer ; elles savent bien qu'avec de jolies dents, une femme est rarement laide, tandis qu'avec les plus jolis traits du monde, il lui est impossible d'offrir l'aspect de la beauté si ses dents sont tronquées ou couvertes d'un tartre noir et limoneux.

Indépendamment de l'aspect si fâcheux d'une denture malpropre ou corrodée, il en résulte encore des incommodités réelles, des maladies graves.

Si entraînant naguère par la magie de sa parole, cet orateur voit s'éclipser sa puissance par la perte de ses dents ; il n'ose affronter la honte d'une prononciation vicieuse et ridicule.

Cet acteur, dont la voix nous arrache des soupirs ou des larmes, cette cantatrice, dont les sons harmonieux nous enivrent, sans d'extrêmes soins pour conserver leurs dents ou en masquer les imperfections, ne feraient le plus souvent entendre qu'un aigre sifflement ou le son faux d'un timbre fêlé.

De mauvaises dents ne transmettent à l'estomac que des alimens mal triturés ; les digestions se dépravent, l'économie s'appauvrit, l'individu dégénère. Les parties voisines des dents sont d'abord affectées. Les gencives gonflées, saignantes, suppurent et exhalent une odeur cadavéreuse, qui le rend insupportable à lui-même, et pour les autres un objet de répulsion.

Que d'unions fortunées rompues par la découverte d'une haleine fétide! Que de ménages troublés lorsque l'omission de quelques soins hygiéniques a affligé l'un des époux d'une haleine repoussante!

A ces tristes défectuosités bientôt s'ajoutent de cruelles souffrances; les dents s'ébranlent, vacillent et tombent au milieu de pénibles angoisses. De toutes les souffrances physiques auxquelles l'homme est assujetti, il n'en est pas de plus atroces que celles connues sous le nom de *rage de dents.*

Après cette peinture effrayante, et malheureusement trop vraie, peut-on ne pas s'étonner que des gens riches, qui ne sont pas dépourvus de lumières, que des savans et, (*l'oserai-je dire?*) des médecins, par une inconcevable incurie, négligent des soins dont l'omission les expose à ne plus ouvrir la bouche sans être pour la vue et l'odorat des êtres repoussans.

MALADIES DES DENTS.

TARTRE.

La salive et les autres sucs de la bouche déposent entre les dents et les gencives un enduit muqueux, limoneux, qui se durcit peu à peu et constitue à la couronne des dents des incrustations composées de petits grains brillans comme cristallisés, qu'on nomme tartre, composés de phosphate de chaux et de matière glaireuse. Le tartre se dépose surtout pendant le sommeil, chez tous les hommes, mais en quantité infiniment variable. Les sujets lymphatiques dont les gencives sont pâles, livides, molles, saignantes, dont la salive est abondante, y sont plus exposés. Ces concrétions peuvent se borner à une seule dent, en couvrir plusieurs, et même toutes. Elles prennent quelquefois un développement énorme, et simulent des exostoses, ce qui a souvent causé des erreurs bien funestes.

Les dents dont l'émail est parfaitement poli, restent blanches, et se couvrent rarement de tartre. Lorsqu'on a reconnu à l'émail cette fâcheuse disposition à se couvrir de tartre, il faut des soins réguliers, assidus pour s'opposer à son adhérence ; chaque jour, au lever, se rincer la bouche avec l'eau fraîche aiguisée par l'*eau* du dentiste *Léon*, se nettoyer à fond les dents avec une brosse et la *poudre* du même auteur. Néanmoins, et surtout lorsque des incrustations se forment, il est indispensable de recourir aux soins d'un dentiste instruit et prudent.

CARIE.

De toutes les maladies qui affectent les dents, aucune n'est plus grave et plus fréquente que la carie, véritable gangrène. Une infinité de causes la produisent ; elle affecte surtout l'enfance et l'âge mûr. Après cinquante ans, les dents se carient rarement.

Indolore par elle-même, ce n'est qu'en découvrant le nerf dentaire, que la carie cause ces douleurs inouïes, atroces, connues sous le nom de *rage de dents*. Des incommodités résultent de la carie, la plus insupportable pour le malade et surtout pour les personnes qui l'approchent, c'est cette odeur fétide qui tient à un suintement putride de l'excavation de l'organe où des alimens se sont amassés et corrompus.

On peut tte mauvaise odeur et s'en

garantir, en remplissant la dent cariée d'un peu de coton imbibé d'*eau* dentifrice *Léon*, et par des gargarismes fréquens de cette liqueur étendue d'eau.

L'usage de ce *cosmétique* ne guérit point la carie confirmée, mais il la prévient, l'arrête dans ses progrès ou les ralentit; et, employé concurremment avec la *poudre*, il a souvent prévenu et a toujours fait disparaître ces taches noires ou brunes qui se manifestent sur l'émail et qui constituent la carie commençante.

FISTULES DENTAIRES.

L'inflammation des gencives se propage aux joues sous le nom de *fluxion*, s'accompagne souvent d'abcès qui s'ouvrent et se cicatricent plus ou moins complétement.

A ces abcès succèdent bien souvent une fistule ou suintement habituel de pus d'une insupportable fétidité. L'*eau Léon*, en lotions fréquentes, avive les bords de ce petit ulcère fistuleux, et finit par en opérer la cicatrisation.

DENTS BRANLANTES.

Lorsqu'elle n'est pas la suite d'une chute, d'un coup ou de toute autre violence, la mobilité des dents est due à l'accumulation du tartre entre elles et les gencives, ou à un état pathologique de ces dernières. Sous l'influence d'une maladie grave, les couches, le scorbut, la syphilis, la goutte, les scrofules, les gencives deviennent molles, spongieuses, saignantes ; privées de leur appui, les dents vacillent dans les alvéoles, et la mastication est difficile et douloureuse. Pour remédier à ces accidens il faut d'abord combattre les causes internes, et après avoir scarifié les gencives pour les dégorger, on réveillera leur vitalité en les lavant souvent avec l'*eau Léon* pure ou étendue d'eau ; mais ne l'employer qu'après scarifications profondes.

DOULEURS DE DENTS.

(Rage de Dents. — Odontalgie.)

Les douleurs de dents sont malheureusement trop bien connues, pour avoir besoin d'une description. Les enfans, pendant la première jeunesse, les femmes enceintes, y sont plus sujets. Les affections propres aux dents et aux gencives, diverses maladies générales, l'hystérie, le rhumatisme, en sont fréquemment la cause. Dans les angoisses, le malade accepte tous les remèdes. Il est d'une haute importance de distinguer la nature des douleurs dentaires, et de ne pas appliquer à toutes indistinctement le même moyen. Dans les cas nombreux où elles n'ont de cause qu'une exaltation accidentelle des propriétés vitales, elles céderont à l'action calmante d'un peu de coton, imprégné d'*eau Léon*, appliqué sur la dent douloureuse. Si les douleurs s'étendent à plusieurs dents, à une des mâchoires ou à toutes deux (*névralgie dentaire*), on devra garder pendant cinq ou dix minutes, dans la bouche, quelques gorgées d'une forte décoction tiède de têtes de pavots, additionnée d'une proportion assez élevée de cette *eau* balsamique. Toutes les fois que la douleur résistera à ces moyens répétés, il faut reconnaître une maladie d'une ou plusieurs dents. Il est indispensable alors de consulter un médecin-dentiste assez éclairé pour résister aux instances d'un malade qui ne connaît pas de moyen de soulagement plus prompt que l'extraction d'une dent, douloureuse il est vrai, mais qui souvent peut être conservée. Si l'extraction est jugée indispensable, il sera utile après cette opération de faire usage de gargarismes avec l'*eau* dentifrice *Léon*, qui prévient l'hémorragie et raffermit les chairs.

DU TABAC.

L'habitude de fumer aujourd'hui répandue dans toutes les classes de la société, nous engage à quelques réflexions qui serviront de conseils aux fumeurs. Plus ou moins chargée d'un principe âcre, volatil, propre au tabac, la fumée détermine dans toute la bouche et en particulier sur les glandes salivaires, une irritation qui modifie la quantité et la qualité de leurs sécrétions. Rien ne favorise davantage la formation d'une grande quantité de tartre.

Dès qu'on cesse de fumer, les dents passent d'une atmosphère chaude au contact froid de l'air extérieur ; transition qui prédispose nécessairement à la carie. D'autre part, l'haleine des fumeurs, soumise aux causes générales de fétidité, l'est en outre à l'odeur si pénétrante du tabac, qui se conserve toujours quelques heures. Ils doivent, en conséquence, redoubler de précautions, et ne quitter le cigare que pour se rincer la bouche avec une eau tiède, et aromatisée avec l'*eau Léon*. Par cette précaution, et l'usage de la *poudre* dentrifice, ils atténueront au moins l'action délétère du tabac.

EMPLOI DES DENTIFRICES LÉON.

Versez la quantité d'une cuillerée à café d'*eau Léon* dans le fond d'un verre à toilette, jetez par-dessus la valeur d'un verre à Bordeaux d'eau clarifiée, afin de produire un mélange violet-lacté, posez la brosse imbibée du mélange sur la superficie de la *poudre*, brossez les dents en tous sens, passez sur les gencives et rincez bien la bouche avec le mélange.

La *poudre* ne pouvant supporter aucun contact avec le bois ou les métaux, M. Léon a dû en conséquence, disposer ses boîtes en porcelaine. Il est essentiel d'y conserver la *poudre*, afin d'éviter qu'elle ne subisse aucune altération.

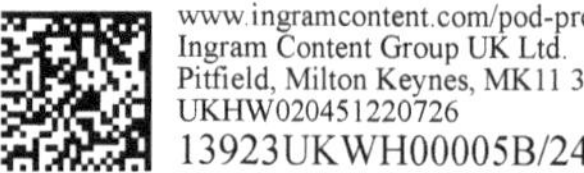
www.ingramcontent.com/pod-product-compliance
Ingram Content Group UK Ltd.
Pitfield, Milton Keynes, MK11 3LW, UK
UKHW020451220726
13923UKWH00005B/2467

9 782019 286200